DE

LA GROSSESSE

CONSIDÉRÉE

COMME CAUSE DE MALADIES

PAR

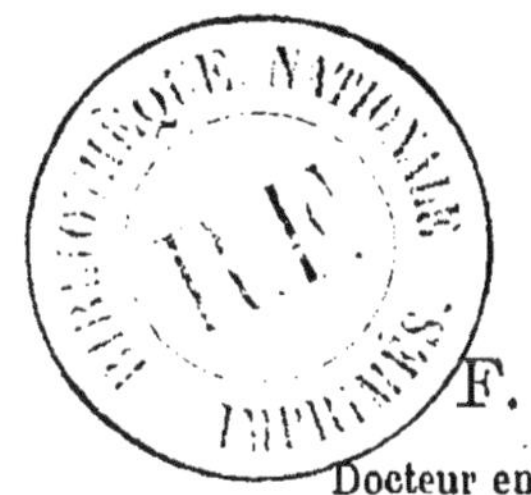

F. CHEVELU,

Docteur en médecine de la Faculté de Paris.

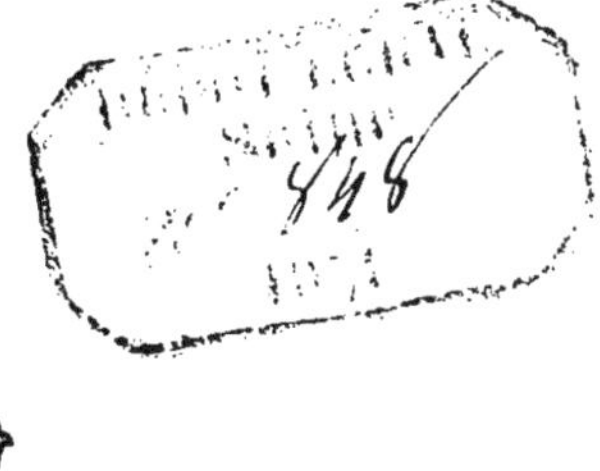

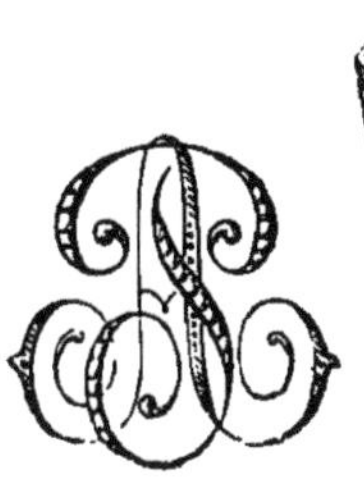

PARIS

IMPRIMERIE DE A. PARENT

IMPRIMEUR DE LA FACULTÉ DE MÉDECINE
31, rue Monsieur-le-Prince, 31.

1874

A MON PÈRE & A MA MÈRE

A MA FAMILLE.

DE

LA GROSSESSE

CONSIDÉRÉE

COMME CAUSE DE MALADIES

INTRODUCTION.

Dire que la grossesse est un état morbide ce serait sans doute émettre une idée qui serait généralement regardée comme un paradoxe. Cependant, outre les nombreuses observations qu'il serait facile de recueillir chaque jour dans les services d'accouchements, on pourrait encore pour la soutenir s'abriter, contre les rigueurs de la critique, sous l'autorité de noms illustres et même appeler la physiologie à son aide.

C'est ainsi que dans les cliniques, faites à la Charité en 1867, par M. Monneret, on trouve : «De tout temps l'état puerpéral a été considéré comme une imminence morbide, caractérisée par le facile dévoloppement des actes pathologiques les plus variés.

« Et d'abord, au point de vue de l'étiologie, on s'est demandé souvent où doit commencer et où doit finir cet état. Or, il est incontestable que lié au grand acte de la reproduction, il en embrasse les phases diverses, depuis son début jusqu'à sa consommation, depuis l'imprégnation ou la fécondation jusqu'au retour des règles...

« L'état puerpéral, s'il n'est pas encore la maladie, n'est déjà plus la santé. Il y a des signes flagrants qui en témoignent; ce sont les altérations anatomiques des liquides et des solides que l'on constate... »

« Il y a si peu de grossesses que l'on puisse qualifier de normales, écrit le Dr Dugès, de Montpellier, que l'on pourrait même dire qu'il n'existe pas de grossesses sans incommodités quelconques. »

« La grossesse, dit le Dr Denman, peut être considérée comme un état physiologique, mais touchant de si près à un état morbide que la limite me paraît souvent difficile à établir. »

D'un autre côté, si on consulte la physiologie, elle nous apprend que le véritable état normal, ou physiologique, est celui où toutes les fonctions de l'économie se font avec un sentiment de bien-être ; ou sans que nous en ayons conscience. La douleur est donc précisément un des signes qui prouvent que ces fonctions ne se font pas bien ; ou qu'une cause quelconque porte atteinte à la conservation de la santé.

Or, comment concilier l'opposition qui existe entre les idées émises par les auteurs que je viens de citer, approuvées par la physiologie, et les idées reçues ? Telle est la question à résoudre,

La nature aurait-elle attaché des phénomènes manifestement pathologiques à la grossesse, qui est la fonction par excellence, puisqu'elle sert à la conservation de l'espèce, tandis que les autres ne servent qu'à la conservation de l'individu? Non sans doute, car si les lois de la nature étaient tout à fait libres dans leur action, la grossesse serait constamment physiologique; mais de nombreuses conditions modifient ces lois dans leurs résultats; de sorte que, le plus souvent, dans l'espèce humaine, et surtout chez les peuples civilisés, le but ne peut guère être atteint sans passer par des états pathologiques.

Aussi, est-ce vouloir de plein gré arriver à des conclusions erronées que d'admettre, en thèse générale, que la grossesse est un état physiologique; en faisant complètement abstraction, dans une étude aussi complexe, non-seulement de toutes les conditions hygiéniques, mais aussi de toutes les conditions et perturbations sociales qui amènent consécutivement la naissance de générations entachées d'affections diathésiques, et par là même moins aptes au grand acte de la reproduction.

Il ne rentre pas dans le plan que je me suis tracé

d'insister davantage sur cette idée. Je me bornerai à considérer la grossesse comme un phénomène pathologique, ou, si l'on aime mieux, comme la cause déterminante de telle ou telle maladie, suivant les prédispositions individuelles. La grossesse, en effet, dangereuse souvent même pour les personnes d'une bonne santé antérieure, l'est toujours pour celles qu'elle surprend pendant l'évolution d'une maladie ou d'une diathèse quelconque, et qui, par le fait de leur constitution débile, présentent un terrain d'autant plus favorable qu'il semble moins préparé à supporter les efforts que la nature exige dans ces circonstances.

Avant d'aborder l'étude de la grossesse, je dirai quelques mots de la menstruation. D'ailleurs, les auteurs les rangent l'une et l'autre dans l'état puerpéral.

La menstruation qui est la preuve la plus certaine du développement de l'appareil utérin, sans laquelle la grosesse ne saurait avoir lieu et qui a avec elle tant d'analogies, paraît avoir, lors de son apparition, une influence identique sur l'organisme de la femme.

Je ne m'occuperai donc exclusivement que des phénomènes pathologiques dont le rapport de causalité avec l'état de menstruation et de gestation est établi par des faits nombreux et positifs. Ainsi, il n'est pas rare de rencontrer des femmes qui, pendant une série d'époques menstruelles ou de grossesses, ont constamment éprouvé les mêmes phénomènes morbides, qui, du reste, leur étaient inconnus en dehors de l'état de gestation. Ici, il faut bien l'avouer, il n'y a pas simple coïncidence, il y a bien réellement rapport de cause à effet entre les phénomènes morbides, d'une part, et les phénomènes physiologiques de la menstruation et de l'incubation d'autre part.

L'horizon qui s'étend devant moi est si vaste, que j'ai dû me borner à l'étude de quelques points isolés. Quant aux observations que je cite, ce ne sont que des observations de détail qui viennent à l'appui des points que je traite. Il est vrai que j'aurais pu en citer un bien plus grand nombre, car l'occasion d'en recueillir ne m'a pas manqué pendant les deux années que j'ai passé dans le service d'accouchements, dirigé par mon excellent maître, M. le professeur Lorain ; mais obligé de me restreindre, j'ai choisi un peu au hasard parmi les premières qui se sont offertes.

DIVISION DU SUJET.

1° De la menstruation considérée comme cause de phénomènes pathologiques en général ;

2° De la grossesse considérée comme cause de phénomènes pathologiques, soit du côté de l'appareil circulatoire, soit du côté de l'appareil génito-urinaire.

Il va sans dire que j'éloignerai de mon sujet tout

ce qui n'a pas un caractère sérieux et réellement scientifique. Ainsi, je ne parlerai pas des envies, des prétendues influences de l'imagination de la mère sur la production des nævi, des taches, des difformités et monstruosités du fœtus ; tout cela doit être relégué dans l'arsenal encore si encombré des fables, de la routine et des préjugés populaires.

PREMIÈRE PARTIE

De la menstruation considérée comme cause de phénomènes pathologiques.

———

La menstruation est un écoulement périodique de sang qui a lieu par les parties génitales et qui a sa source dans les parois de l'utérus. Sa première apparition, déterminée par l'évolution ovarienne dont elle est un des épiphénomènes, décèle chez la femme l'aptitude à la fécondation et constitue un des premiers signes de la puberté ou de la nubilité.

L'apparition de cette nouvelle fonction n'est point un fait isolé pour l'organisme de la femme, car elle réveille très-souvent de nombreuses sympathies; c'est probablement ce qui l'a fait ranger dans l'état puerpéral par la plupart des auteurs qui ont écrit sur la matière: Trousseau, Monneret, Béhier, Pajot, Virchow. « Longtemps la menstruation, dit M. Pajot, resta un phénomène mystérieux, mais sa véritable nature nous est enfin connue. La menstruation est une ponte, c'est un avortement, c'est un embryon d'accouchement. Mais tous les phénomènes sont ici en miniature; c'est un état puerpéral en petit, et, en effet, voyez s'il y manque quelque chose : La menstruation s'accompagne de la déchirure des vaisseaux, c'est là un fait que les recherches modernes ont mis hors de doute. Voilà donc une plaie comme dans l'état puerpéral ; chez beaucoup de femmes, la menstruation est caractérisée par des douleurs et des contractions utérines, faible ébauche de celles qui surviennent après le part. Bien souvent l'apparition des règles est précédée de symptômes généraux très-appréciables, qui se continuent pendant sa durée. Les sécrétions sont modifiées, l'innervation est troublée et, enfin, il y a un dernier signe qui rappelle l'état puerpéral, ce sont les modifications des seins. En un mot, la menstruation semble être une ébauche de l'état puerpéral. »

« Sans prétendre changer, dit Monneret dans sa Pathologie générale, le sens qu'on attribue à ce mot généralement reçu, état puerpéral, nous ferons cependant remarquer que la parturition ne représente qu'une phase de l'état physiologique, qui commence au moment de l'imprégnation, continue pendant la grossesse, aboutit à la parturition, et a pour dernier terme le moment où la femme cesse d'allaiter et redevient apte à concevoir, par le retour des règles. »

Il est d'observation que la puberté est d'autant plus précoce, et par-là même d'autant plus dangereuse pour la jeune fille de nos pays que celle-ci est plus civilisée.

Dans les campagnes, en effet, comme les enfants

nés chétifs périssent ordinairement de bonne heure, ceux qui restent se fortifient par la suite, et deviennent robustes. De plus, ils ont ordinairement des mœurs simples, une alimentation presque entièrement végétale, il est vrai, mais saine, et ils ont pour eux la santé. Aussi chez ces jeunes filles vigoureuses, comme la puberté ne s'établit qu'à un âge où le corps est à peu près formé, il n'y a souvent ni troubles, ni douleurs, ni réaction sensible dans l'économie, et l'hémorrhagie utérine est le seul phénomène qui révèle la nouvelle fonction.

Dans les villes, au contraire, malgré les soins nombreux dont sont entourés les enfants, ils trouvent toujours de nombreuses causes d'affaiblissement; aussi ce n'est le plus souvent qu'après une espèce de lutte avec l'organisme mal préparé, que chez ces jeunes filles s'établit une puberté trop précoce. On voit alors se développer des symptômes morbides d'intensité et de nature différentes, selon que les sujets semblent plus ou moins réfractaires aux phénomènes qui doivent s'accomplir.

Quelquefois c'est l'appareil circulatoire qui supporte les effets de cette surexcitation utéro-ovarienne. On voit le pouls prendre de l'amplitude et de la fréquence. Au dire de Bordeu il serait composé de pulsations inégales accompagnées de rebondissements. Aussi cette excitation sympathique de l'appareil circulatoire rend-elle compte des fréquentes épistaxis, des différentes phlegmasies des membranes muqueuses et de la peau, telles que :

conjonctivites, stomatites, ophthalmies palpébrales, angines tonsillaires, vaginites, vulvites, érysipèles de la face, etc., qu'on remarque très-souvent chez les jeunes personnes à l'approche de la puberté.

Tous les organes qui avoisinent l'utérus et les ovaires se congestionnent avec la plus grande facicilité. C'est ainsi qu'il n'est pas rare d'observer des troubles du côté de la vessie, tels que : des rétentions ou des incontinences d'urine, quelquefois même de l'hématurie. Cette exitation peut aller jusqu'à amener des mouvements fébriles. Selon Boërhaàve, ce dernier phénomène serait si commun aux approches de la première éruption des règles, que sur mille femmes on en trouverait à peine une qui en serait exempte.

Quelquefois la congestion ovarique est la principale cause de désordres sympathiques du système nerveux que l'on ne parvient à dissiper qu'en faisant disparaître cette congestion. Le Dʳ Dupont cite dans sa thèse l'exemple d'une jeune fille qui, à l'approche de la première menstruation, éprouvait jusqu'à dix ou douze syncopes par jour. Dans un autre cas rapporté par le même auteur, la première éruption des règles était précédée des plus affreuses convulsions. Quelle n'est pas, à ce moment, la variété de symptômes nerveux que chaque jour on peut observer : douleurs lombaires, névralgies, céphalalgies, puis un état moral bizarre ; le caractère s'altère et devient irascible. Elles ont cette mobilité nerveuse qui ne leur permet pas de rester un instant en place, et qui leur fait éprouver les émotions les plus vives à la suite de causes les plus insignifiantes. « Voilà pourquoi, dit Tissot, l'on entend dire à plusieurs femmes que tout ce qui peut leur faire du mal leur arrive à cette époque. C'est qu'un événement qu'elles auraient à peine remarqué dans un autre moment, les tourmente alors et les bouleverse. » Il en est enfin quelques-unes chez lesquelles cet état nerveux, plus caractérisé encore, ressemble à un accès passager d'aliénation mentale. Tous les traités de la folie font ressortir la connexion intime qui, au point de vue de la sympathie morbide, unit l'utérus au cerveau et à la plupart des autres viscères. C'est dans l'utérus que les anciens avaient placé le siége de l'hystérie et de toutes les vapeurs. « Là, dit Hippocrate, se trouve le point de départ de mille maux. » Platon et Arétée en avaient fait un animal, capable de mouvement et de sentiment, s'élançant du bassin à la gorge au milieu des attaques convulsives de l'hystérie. Van Helmont, avec sa physiologie plus avancée, le regardait comme un centre vital presque aussi énergique que le centre épigastrique.

Or, je le demande, quand on voit tant de femmes, sous l'influence seule du développement de la vésicule ovarienne et des modifications imprimées à l'utérus par ce développement, présenter un cortége symptomatique aussi varié et aussi important que celui que je viens de tracer en quelques lignes ; devrait-on s'étonner de rencontrer des femmes qui, sous l'influence du développement du fœtus et des modifications bien autrement importantes imprimées à l'utérus, présentent un cortége symptomatique plus complet et aussi plus inquiétant?

C'est ce que je vais examiner dans la seconde partie.

SECONDE PARTIE

La grossesse, ou gestation, est l'état dans lequel se trouve une femme qui a conçu jusqu'à l'expulsion du produit de la conception. C'est une véritable incubation qui comprend le temps que le germe fécondé met à se développer, jusqu'à ce qu'il ait atteint le degré de maturité qui le rend apte à vivre hors du sein maternel.

La grossesse utérine est une fonction de l'économie féminine, mais une fonction temporaire non indispensable à l'existence, et dont le non-exercice n'a que peu d'influence sur la santé et sur la durée de la vie.

Elle est avec la menstruation un de ces états physiologiques qui, tout en rentrant dans le but de la nature, avoisinent l'état morbide ou du moins y prédisposent en raison des conditions spéciales dans lesquelles se trouvent certains sujets. Chez les femmes robustes, habituées aux travaux de la campagne et à une vie uniforme, les réactions qu'elle détermine sont peu appréciables ; mais pour les femmes des grandes villes, affaiblies par une vie molle et oisive, par des veilles, par des émotions incessantes, la gestation devient une fonction dan-

gereuse qui imprime à tout l'organisme des modifications profondes et réveille des dispositions qui
peut-être seraient restées latentes sans son inter-
vention. Dès que survient la conception, pour peu
que les femmes aient une prédisposition quelconque
elles sont exposées à une série d'accidents qui ne
font que traduire en l'accentuant davantage la manière d'être habituelle du sujet. En effet, rien n'est
plus variable suivant les idiosyncrasies et les sus-
ceptibilités organiques individuelles que ces troubles
sympathiques suscités au loin par une impression
locale. C'est précisément dans la contingence de
ces réactions sympathiques chez les diverses femmes
que l'on trouve une explication à cette grande vérité
clinique, à savoir que : il n'y a pas de maladies,
mais des malades. Aussi en parlant de la grossesse
le D Delamotte a dit : « Rien n'est plus différent
que la grossesse d'une femme par rapport à celle
d'une autre. »

Cette aptitude morbide, dont je viens de parler,
constitue cet état particulier qu'on désigne sous le
nom d'état puerpéral, état que la menstruation et
la conception produisent, que la grossesse développe, que les douleurs de l'enfantement augmentent, qui subsiste pendant les couches, qui se
prolonge et s'affaiblit pendant l'allaitement et ne
cesse entièrement que quand la femme est rentrée
dans les conditions habituelles de la vie. L'état
puerpéral ainsi appliqué, non-seulement aux femmes en couches, mais encore à celles qui viennent

de concevoir, rend compte et de la facilité avec laquelle elles sont impressionnées par les maladies régnantes, ou par celles dont elles ont le germe, et de la rapidité ainsi que de la violence avec lesquelles elles en sont frappées.

APPAREIL CIRCULATOIRE.

L'appareil circulatoire peut subir sous l'influence de la grossesse des modifications de différente nature. Un des premiers phénomènes qui frappe l'observateur ce sont les modifications que subit le sang. Cependant on les voit porter aussi tantôt sur le muscle cardiaque lui-même, tantôt sur l'endocarde et spécialement au niveau des valvules.

Altérations du sang pendant la grossesse. —C'était un des dogmes professés par l'école d'Hippocrate que, pour expliquer les phénomènes de la santé et de la maladie, il fallait prendre également en considération les solides qui entrent dans la composition du corps humain, les liquides dont il est si abondamment pourvu, et les forces qui le régissent. Cependant, peu de médecins restèrent fidèles à ce principe, et de la prépondérance qu'ils attachèrent à tel ou tel autre de ces éléments, naquirent les trois systèmes du solidisme, de l'humorisme et du vitalisme.

Une des gloires de l'époque médicale actuelle est d'avoir compris à quels résultats incomplets et

nécessairement erronés conduisent ces morcelle-
ments de la science, et en même temps que dans
les théories pathogéniques elle a fait une part considérable au dynamisme et au vitalisme, elle est
revenue à l'étude des altérations du sang, elle a
reconnu leur existence et leur a accordé un rôle
dans la production des maladies. Telle est la pensée
qui guidait Magendie, lorsque en modifiant artifi-
ciellement la composition du sang, il démontrait
qu'on peut aussi créer des maladies.

A une époque encore peu éloignée de nous, on
pratiquait de fréquentes saignées pour diminuer
les sensations de pléthore, les bouffées de chaleur
que les malades et les médecins attribuaient à une
richesse marquée du liquide nourricier, ou tout au
moins à une augmentation de la masse du sang
devenu plus aqueux : deux états distincts qu'on
appelait vraie et fausse pléthore et que l'on combat-
tait par les mêmes moyens énergiques. Le soulage-
ment momentané qui en résultait donnait créance à
cette opinion. Cette doctrine brillait dans tout son
éclat au moment où les analyses chimiques vinrent
en démontrer les funestes effets en même temps
que les assises erronées.

C'est à MM. Andral et Gavarret, 1842, puis à
MM. Becquerel et Rodier, 1844, que revient l'honneur d'avoir fait connaître les premiers les changements survenus dans le sang des femmes enceintes.

La grossesse exerce sur la composition du sang
une influence notable qui peut se résumer ainsi :

diminution des globules, diminution de l'albumine, augmentation légère de la fibrine et de l'eau.

Dans un certain nombre de cas, lorsque la grossesse n'est pas encore avancée et qu'elle n'a exercé aucune influence bien sensible sur l'organisme, la composition du sang n'est point altérée, mais les modifications se produisent à mesure que la femme approche de son terme.

Pendant les six premiers mois, la fibrine reste normale ou inférieure à son chiffre physiologique. Dans les trois derniers mois, et surtout aux approchés de la parturition, elle s'élève très-sensiblement. Le sang ressemble donc sous ce rapport à celui des phlegmasies.

La moyenne de la fibrine dans le sang est à l'état physiologique de 3/1000; or sur 34 saignées faites sur des femmes enceintes par MM. Andral et Gavarret, chaque fois ils remarquèrent que la proportion de fibrine diminuait du premier à la fin du sixième mois. Pendant les trois derniers mois, au contraire, elle augmentait considérablement, mais cette progression était encore plus sensible le dernier mois pendant lequel la moyenne était de 4,3. Cependant la fibrine n'atteint son maximum qu'au moment de l'accouchement et se maintient probablement après. Serait-ce là la cause prédisposante au développement de ces accidents spéciaux, d'apparence généralement phlegmasique qui atteignent si souvent les femmes récemment accouchées ?

En prenant le chiffre de 127 millièmes comme le chiffre qui représente les moyennes des globules dans le sang, on trouve dans l'état physiologique, pour maximum de globules, le chiffre 140, et pour minimum le chiffre 110. Or, sur les 34 saignées faites sur des femmes enceintes, par MM. Andral et Gavarret, dans 32 les globules restèrent au-dessous de la moyenne physiologique et varièrent entre 95 et 125.

Les matériaux solides du sérum, dont la presque totalité est formée par de l'albumine, présentent, au-dessus de leur moyenne 80, un certain nombre de chiffres qui sont également incompatibles avec la conservation de la santé, mais il y a aussi pour ces matériaux, et par conséquent pour l'albumine, un certain degré d'abaissement qu'on ne peut rencontrer sans qu'il y ait maladie. MM. Becquerel et Rodier ont constaté la diminution de l'albumine chez les femmes enceintes. Du chiffre 80, qui est la moyenne physiologique, ils l'ont vue descendre jusqu'à 68,6 et même jusqu'à 66,4. De là la tendance aux hydropisies. Il n'est pas sans intérêt de faire remarquer que l'excès de fibrine s'accompagne d'excès de leucocytes en parallèle avec une diminution de l'albumine.

La proportion d'eau va en augmentant d'une manière sensible à mesure qu'on approche de la fin du neuvième mois. Tandis que la moyenne physiologique est de 790, les premiers mois elle atteint 186,01, et les derniers mois elle va parfois jusqu'à

900, et quelquefois même au delà. Le sérum, de son côté, devient moins riche en matériaux solides. Ainsi, le sang de la femme enceinte est celui des hydrémiques.

MM. Becquerel et Rodier ont démontré que le fer contenu dans le sang variait suivant la proportion des globules. En effet, 1,000 grammes de sang calciné donnent en moyenne, chez une femme en bonne santé, 0 gr. 541 ; tandis que chez la femme enceinte on l'a vue descendre jusqu'à 0 gr. 366. Son chiffre, pendant la grossesse, établirait une sorte de transition entre l'état de santé régulière et la chlorose très-prononcée.

En présence de ces modifications nombreuses dans la composition du sang, Andral plaçait les femmes enceintes dans la catégorie des anémiques. Ainsi, pour lui, tous ces désordres fonctionnels si divers, qui sont le propre de la grossesse, correspondraient, comme dans l'anémie, à une altération du sang toujours la même, savoir : une diminution des globules, et l'activité de ces désordres serait d'autant plus grande, que les globules auraient eux-mêmes subi un abaissement plus considérable de leur chiffre. Il est un phénomène que l'auscultation révèle, et qui, coïncidant constamment avec une certaine diminution des globules, le confirmait dans son opinion ; c'est ce singulier bruit de soufflet que le cœur et les artères font entendre assez souvent chez les femmes enceintes comme chez les

anémiques, et qui est en rapport avec la diminution des globules.

Actuellement, on est d'accord pour admettre que
les femmes enceintes sont pléthoriques. Cet état pléthorique résulte moins des changements survenus
dans la composition du sang que dans l'augmentation de la quantité de ce liquide : « Il y a pléthore,
dit Rochoux, dans le *Dictionnaire de médecine*, lorsque le système circulatoire se trouve contenir une
quantité de sang plus considérable que ne l'exigent
les besoins de l'organisme. »

« Sans accorder tant d'influence à la pléthore,
dit Desormeaux dans un article sur la grossesse,
on ne peut se refuser de reconnaître que cet état
est un phénomène constant de la grossesse; que
lorsqu'il est porté à un point considérable, la femme
est menacée d'accidents graves, et qu'il est nécessaire d'y porter remède ou au moins de le ramener
à de justes limites. » Le Dr Jacquemier, dans sa
thèse, parlant du bruit de soufflet qu'il a observé
chez un grand nombre de femmes enceintes, dit :
« Le bruit de soufflet de la région précordiale chez
les femmes enceintes me semble devoir admettre
la même explication qu'on en a donnée pour la
pléthore ; c'est, d'une part, la trop grande quantité du sang, la prédominance de la fibrine ; de
l'autre, les cavités du cœur momentanément trop
petites et leur augmentation d'énergie pour mou-
voir cette plus grande masse du sang, qui déterminent cette altération du bruit du premier temps. »

Or, chacun sait que le bruit de soufflet, ainsi que les bruits artériels, supposent toujours une dilatation du cœur jointe à une hypertrophie plus ou moins notable de cet organe.

Sans pouvoir le démontrer d'une manière sérieuse, Beau appelle pléthore séreuse ces cas de chlorose particulière dans lesquels tout le système circulatoire semble distendu outre mesure, le pouls battre avec une ampleur et le cœur donner lieu, à chaque contraction, à une impulsion plus vive. On trouve ce précepte dans les ouvrages écrits à l'époque où la saignée était en honneur, à savoir : que dans la chlorose, ainsi que dans la grossesse, il y a souvent nécessité de saigner, en raison de l'état pléthorique qui se développe fréquemment, et dont l'existence ne saurait être mise en doute. Des observations nous apprennent que la saignée a fait disparaître, du moins momentanément, les accidents que l'on redoutait.

Tout concourt à prouver, chez les femmes enceintes, cette surabondance de sang dans le système circulatoire. Les accidents cérébraux n'indiquent-ils pas par leurs caractères la présence dans la cavité crânienne d'une quantité anormale de sang qui produit sur le cerveau un premier degré de compression? Ne peut-on pas encore expliquer la dyspnée par le besoin plus fréquent de respirer, pour oxygéner dans le même temps une plus grande quantité de sang, et aussi se rendre compte des palpitations par la trop grande réplétion du

cœur, qui est obligé de se contracter avec plus d'é-
nergie pour lancer le sang dans tous les vaisseaux ?

Nous venons de passer en revue les nombreuses
altérations que la grossesse, par son développement successif, entraîne dans la composition du
sang, mais cette influence fâcheuse ne se borne pas
là et atteint le cœur lui-même.

Hypertrophie du cœur. — La suractivité nutritive
et fonctionnelle imprimée ou accrue par la grossesse peut donner naissance à une hypertrophie
passagère ou permanente. Si l'irritation est portée
plus loin, au lieu d'une simple hypertrophie, la
lésion est plus accusée et aboutit à l'inflammation
du muscle lui-même et à la dégénérescence.

En 1828, le Dr Larcher signalait pour la première
fois l'hypertrophie du cœur comme normale pendant la gestation. Son examen, qui portait sur un
grand nombre d'observations, a été vérifié depuis
par un grand nombre de médecins. On savait depuis longtemps que, pendant la gestation, l'utérus
distendu augmente d'épaisseur en même temps
qu'il augmente de volume. On avait observé qu'aux
abords et dans l'épaisseur de l'utérus le volume
des vaisseaux sanguins est quintuplé, décuplé,
et qu'il en est de même aussi à la fin de la grossesse pour le système sanguin des glandes mam-
maires ; mais ce qu'on ignorait et ce que le
Dr Larcher a le premier mis en lumière, c'est cette

remarquable loi de coïncidence entre l'hypertrophie du cœur et celle du l'utérus pendant la grossesse. Quoi de plus remarquable, en effet, que cette simultanéité de développement, que cette surabondance de vie et dans l'organe qui contient le produit de la conception, et dans l'organe qui projette le sang nécessaire à son accroissement.

En admettant comme point de comparaison les proportions relatives du cœur, telles que les a posées Laënnec, et que la science accepte aujourd'hui, on trouve que les parois du ventricule gauche doivent avoir, dans l'état naturel, une épaisseur un peu plus que double de celle des parois du ventricule droit. Or, pendant la grossesse et peu de temps après l'accouchement, il n'en est plus ainsi. Le ventricule aortique est manifestement hypertrophié, l'épaisseur de ses parois est augmentée d'un quart au moins, d'un tiers au plus; le droit et les oreillettes conservent leur épaisseur normale, le ventricule gauche seul devient plus épais, plus ferme, et se colore d'un rouge plus vif.

Le Dr Ducrest, en 1843, sur un relevé de 100 femmes mortes en couche, a observé que le maximum d'épaisseur du ventricule était de 0,018 mill. dans 5 cas, dans 1 de 0,022, et le minimum de 0,011 dans 8 cas; chez la plupart, l'épaisseur était de 0,016.

Si maintenant on compare le chiffre de cette moyenne avec celui de 0,010 donné par Bizot, de Genève, comme représentant l'épaisseur normale du ventricule gauche chez la femme en bonne santé, on voit qu'il lui est supérieur de 0,005, ce qui concorde avec les observations recueillies par M. le Dr Larcher en 1827.

Plus récemment, M. H. Blot s'est livré sur ce sujet à de nouvelles recherches. Sur 20 femmes mortes en couche, il a trouvé que la moyenne du poids total du cœur était de 291 gr. 95 ; tandis qu'il n'est, comme on le sait, que de 220 à 230 grammes à l'état normal chez une femme adulte,

Les mensurations et les pesées rigoureuses faites par MM. Larcher, Ducrest et H. Blot prouvent donc, d'une manière irréfutable, que l'hypertrophie du cœur est un phénomène à peu près constant de la grossesse.

Maintenant, quelle en est la cause ? Comme elle porte exclusivement sur le ventricule gauche, cette circonstance serait de nature à faire penser que la cause siége dans un accroissement de la tension aortique, occasionnée par la compression que l'utérus gravide exerce sur la partie inférieure de ce tronc, et sur les artères iliaques. C'est en effet à cette opinion que se range le Dr M. Raynaud dans l'article remarquable qu'il a écrit sur le cœur : «Toutes les fois, dit-il, qu'il existe un obstacle à la circulation, soit dans le cœur, soit hors de lui, la portion de viscère qui se trouve en amont de l'obstacle s'hypertrophie pour le surmonter. Ce n'est pas seulement pour le cœur qu'on a l'occasion de constater des faits de ce genre. C'est une des lois les plus générales de l'anatomie pathologique, que toutes les fois qu'un obstacle siége en un point d'un conduit musculo-membraneux, il se fait une hypertrophie des fibres musculaires de la partie située au-dessus de l'obstacle. Lorsqu'il existe un rétrécissement de l'urèthre, la tunique musculeuse de la vessie acquiert une épaisseur considérable; l'œsophage s'hypertrophie au-dessus des coarctations qui diminuent son calibre; il en est de même de l'estomac dans les cas de cancer du pylore. »

Certains auteurs n'ont vu dans l'hypertrophie du cœur qu'une conséquence de l'état pléthorique de la femme enceinte.

Quelle que soit la cause de l'hypertrophie, toujours est-il qu'elle imprime au mouvement circulatoire une énergie qui explique tous les accidents de la grossesse. La même cause qui préside à l'accomplissement physiologique de la gestation et de ses suites, détermine aussi des accidents pathologiques nombreux, parmi lesquels je choisirai l'hémorrhagie cérébrale et la phthisie.

Hémorrhagie cérébrale. — L'hypertrophie du ventricule gauche, regardée par M. Rochoux comme une circonstance indifférente dans la production de l'hémorrhagie cérébrale, me paraît au contraire fort importante, et les faits abondent pour appuyer mon opinion. Outre que la même cause qui donne lieu à l'hypertrophie du cœur produit souvent des altérations dans la structure des parois artérielles,

il est certain encore que la force de résistance dé
ces parois ne s'accroît pas dans la même proportion
que la force d'impulsion du cœur. De l'une ou de
l'autre de ces causes ou des deux à la fois résultent
des ruptures qui arrivent spécialement dans les
organes très-vasculaires, surtout lorsque certaines
circonstances accidentelles déterminent de grands
troubles dans le mouvement circulatoire.

M. Desormeaux indique formellement l'hémorrhagie cérébrale comme une des suites de l'hypertrophie du cœur des femmes enceintes, et donne
les conseils les plus judicieux pour prévenir ce terrible accident. Mauriceau prescrit la saignée comme
un moyen préventif de ce terrible accident, et ce
précepte vient à la suite d'un fait consigné dans
son recueil d'observations. Antoine Petit parle de
l'apoplexie des femmes enceintes, il dit que l'ouverture du cadavre a fait voir la substance cérébrale
remplie de caillots de sang extravasé. Deleurye a
également vu des épanchements sanguins, mais il
considère cet accident comme très-rare. M. le docteur Menière rapporte une observation qui est un
exemple remarquable d'hémorrhagie cérébrale.
Voici un résumé de cette observation :

OBSERVATION I. — Au mois d'octobre 1821, on reçut dans les
salles de la Maternité de l'Hôtel-Dieu d'Angers une fille de 33 ans,
muette, idiote, et affectée de temps en temps d'attaques épileptifor-
mes. Elle était grande, robuste et d'une bonne santé habituelle.
Victime de la brutalité d'un homme, chez qui elle était occupée à
garder ses troupeaux, elle parvint au sixième mois de la grossesse
sans avoir éprouvé d'autre accident que le retour plus fréquent de

ses accès convulsifs. Quelques saignées du bras les éloignèrent et rien ne faisait craindre un accident grave, lorsque dans une nuit elle eut coup sur coup trois ou quatre accès bien plus violents que d'ordinaire. On la trouva le matin avec une résolution complète du côté droit, la bouche déviée à gauche, la respiration stertoreuse, enfin tous les signes d'une apoplexie. Un traitement énergique fut institué sans succès, et la mort arriva le même jour dans la soirée, dix-huit heures au plus après l'invasion des premiers symptômes.

A l'autopsie, on trouva que le corps strié gauche contenait un caillot de sang du volume d'une petite noisette; on en trouvait un autre encore plus petit dans la couche optique du même côté. Le reste du cerveau était sain, à l'exception de la protubérance annulaire qui contenait plusieurs granulations cartilagineuses. Tous les autres organes étaient en bon état.

Quelle que soit la relation qui existe entre l'altération de la protubérance annulaire et les accès d'épilepsie, on ne peut nier que cette maladie n'ait été gravement influencée par l'état de grossesse. La suractivité nutritive déterminée par l'état de gestation, en produisant une pléthore accidentelle, donnait lieu à un plus grand afflux de sang vers le cerveau, et rendait les attaques plus fréquentes. Plusieurs accidents de cette nature arrivés en peu de temps furent suivis de la rupture des vaisseaux, et d'un épanchement sanguin qui, quoique peu abondant, était plus que suffisant pour amener la mort chez un individu placé dans de semblables circonstances. On sait en effet qu'un organe déjà malade n'a besoin que d'une lésion peu grave pour cesser toutes ses fonctions, surtout lorsque cette lésion

est subite. Une apoplexie pulmonaire très-circon-
scrite, une pneumonie lobulaire peu étendue suf-
fisent quelquefois pour amener la mort instantanée
d'un phthisique, ou d'un anévrysmatique.

Phthisie pulmonaire. — Si la grossesse expose les
femmes à quelques accidents, elle leur épargne en
récompense, dit Antoine Petit, un grand nombre
de maladies fort graves, enraie la marche de certaines autres, et parfois même guérit celles dont
elles étaient préalablement affectées. » Cette pro-
position, émise presque comme un aphorisme par
l'auteur que je viens de citer, est malheureusement
loin d'être exacte, et Antoine Petit s'est étrange-
ment trompé en appréciant ainsi l'influence de la
grossesse sur les maladies aiguës préexistantes,
ou survenant pendant sa durée. Cette erreur est du
reste partagée par beaucoup de médecins, surtout
en ce qui concerne la phthisie pulmonaire, c'est
pour cela que j'ai cru devoir combattre cette opinion.

« C'est en poussant le sang artériel vers le produit
de la conception, dit le Dr Larcher, que le ventricule gauche tient dans une sorte d'arrêt la tuberculisation pulmonaire, et cela au profit du nouvel
être créé. C'est au contraire au profit de l'œuvre
de destruction, qu'agit le cœur encore hypertrophié
après l'accouchement, alors qu'il vient aggraver
les maladies intercurrentes. » On a même été plus
loin, on a avancé que lorsque la grossesse survient
pendant le cours d'une phthisie pulmonaire déjà

déclarée, non-seulement elle suspend la marche de cette maladie terrible, mais encore elle est de nature à prolonger la vie de la malade. On a même conseillé la grossesse comme moyen curatif ou au moins suspensif de la maladie. On lit dans le *Dictionnaire des sciences médicales* : « On sait depuis longtemps que la conception se fait avec une extrême facilité chez les femmes affectées d'un vice organique des poumons. Devenues enceintes, la maladie semble suspendre ses progrès, disparaître même pendant les premiers mois de la gestation. Les accidents reparaissent vers le quatrième ou le cinquième mois ; cependant la plupart des femmes phthisiques parviennent jusqu'au terme de la gestation et accouchent heureusement ; mais le vœu de la nature étant rempli, la maladie empire et les femmes succombent en général assez promptement. »

Cette doctrine a eu pour elle un grand nombre de médecins distingués parmi lesquels on peut citer: Bordeu, Cullen, J. Franck, Dugès.

Cependant Andral dans ses cliniques s'élevait déjà contre cette assertion. « On a dit que, sous l'influence de la grossesse, les tubercules du poumon devenaient généralement stationnaires ; ce fait que nous sommes loin de nier ne peut être d'accord avec ce que nous avons observé chez 9 femmes qui étaient enceintes et manifestement phthisiques. Chez cinq d'entre elles, l'affection du poumon ne nous semble avoir été modifiée, ni en bien ni en mal, par l'état de grossesse. Chez quatre autres, la phthisie qui n'était encore que peu avancée, au moment où se manifestèrent les premiers signes de la grossesse, arriva à son dernier terme pendant la durée de celle-ci; deux de ces dernières femmes succombèrent avant d'être accouchées, et les deux autres peu de temps après. »

Louis de son côté disait : « Comment croire que la grossesse qui produit la dyspnée, ralentisse le cours de la phthisie dont la dyspnée est toujours un symptôme plus ou moins incommode, pour peu que les malades se livrent au mouvement. »

M. le professeur Stoltz, dans l'*Union médicale* de 1847, à la suite d'une observation analogue, disait : En résumé nous pensons que dans le cas que nous avons cité la grossesse, a hâté la fin de la malade, et que dans presque tous les cas analogues la terminaison sera la même; que la grossesse loin d'empêcher le développement d'une prédisposition tuberculeuse ou d'arrêter les symptômes de cette maladie lorsqu'elle est développée, est plutôt propre à accélérer le développement de la maladie et la marche des symptômes; qu'enfin une femme tuberculeuse succombera beaucoup plus vite si elle devient enceinte que dans le cas contraire.

Enfin vint le mémoire de M. Grisolle qui donna un dernier coup à cette idée erronée.

Les conditions spéciales d'organisation et de vitalité dans lesquelles se trouve l'utérus, chargé du produit de la conception, influe surtout d'une man ère puissante sur la production, la marche et la terminaison trop souvent funeste de la phthisie pulmonaire.

Les troubles généraux que l'acte de la génération peut produire sur la muqueuse pulmonaire sont très-nombreux; c'est ainsi que l'on voit le crachement du sang qui s'échappe des poumons, au milieu des quintes de toux plus ou moins fréquentes. Cette hémoptysie est une des plus graves complications de la grossesse, comme on peut le voir dans l'observation IX. Résultat de la pléthore, cet accident est augmenté par toutes les circonstances qui peuvent activer la circulation, le sang abondant chez quelques femmes, se réduit chez d'autres à une légère exhalation sanguine de la muqueuse bronchique. La dyspnée dépend presque toujours d'un état de spasme, il peut être dû à la constitution pléthorique de la femme. Enfin on remarque la toux résultat d'un état nerveux (début de la grossesse), ou d'un engorgement pulmonaire.

Dès lors, comme tout se lie et s'enchaîne dans l'organisme, on comprend que si la femme avant de se trouver sous l'influence de la grossesse a déjà les germes d'une maladie tuberbuleuse, et à plus forte raison les symptômes déclarés, ces phénomènes physiologiques imprimeront au travail de la tuberculisation une plus grande activité.

Cependant je me range complètement à l'avis du Dr Robert (de Strasbourg), lorsqu'il dit: « Nous ne voulons pas dire qu'une femme phthisique, ou seulement prédisposée à la phthisie, ne puisse jamais accoucher à terme, ni avoir plusieurs enfants ; ce serait s'inscrire contre les faits ; nous disons seulement que chez une femme prédisposée à la phthisie, la grossesse pourra changer cette prédisposition en maladie confirmée, et de plus que chez celle qui aura des tubercules crus la grossesse, par l'activité exagérée imprimée à tout l'organisme, produira un travail d'inflammation qui certainement amènera le ramollissement des tubercules ».

Les deux observations qui vont suivre viennent à l'appui de la théorie à laquelle je me rattache. La première m'est personnelle. La seconde est de M. Hervieux, je l'emprunte à l'*Union médicale ;* je je n'en donnerai qu'un résumé.

OBSERVATION II. — Fanny B..., 22 ans, modiste, salle Notre-Dame, n° 23, à la Pitié.

Pas d'antécédents. Réglée à 14 ans, bien réglée jusqu'à sa première grossesse à l'âge de 17 ans. Rien d'anormal pendant cette première gestation. Allaite son enfant jusqu'au sixième mois. A cette époque, hémoptysies abondantes, retour des règles ; elle sèvre son enfant. Sous l'influence d'une bonne hygiène, l'état général s'améliore et les règles sont régulières jusqu'à sa deuxième grossesse qui eut lieu pendant le siége de Paris. En dehors des privations nombreuses qu'elle eut à supporter, vint se joindre une pleurésie du côté droit. Malgré cela elle accoucha d'un enfant vivant qu'elle ne put nourrir à cause de sa faiblesse extrême. Ses règles demeurèrent suspendues pendant sept mois, pour ne reparaître qu'à la suite d'un séjour à la campagne.

Actuellement est enceinte de huit mois. Surdité depuis le troisième mois. Fièvre, sueurs nocturnes, perte d'appétit, maigreur extrême. A la percussion, matité des deux sommets. A l'auscultation, gargouillement des deux côtés, mais surtout à droite. Crachats nummulaires souvent mélangés de stries de sang.

La constitution de cette femme est détériorée, sa maigreur est extrême ; elle offre de l'abattement, une grande faiblesse, mais ce qui frappe le plus c'est l'aplatissement des régions supérieures et antérieures de la poitrine.

OBSERVATION III. — Appoline Cl., passementière, âgée de 22 ans, salle Saint-Basile, à la Charité.

Mère morte phthisique à l'âge de 30 ans. A l'époque de la puberté, hémoptysies, toux, sueurs nocturnes. Est enceinte de huit mois. Entre pour une pleurésie du côté droit, qui cède à la suite d'un traitement approprié à la maladie. A l'auscultation abdominale, on perçoit distinctement et les bruits du cœur du fœtus et le souffle placentaire. A l'auscultation des poumons, on constate tous les signes d'une phthisie avancée.

Malgré les soins dont on l'entoure, les symptômes ne font que s'aggraver. Dyspnée très-intense avec menace de suffocation, injection des pommettes, cyanose des lèvres, langue sèche. La malade ne prend les boissons que par cuillerée à bouche de peur d'étouffer. C'est au milieu de ce cortége effrayant de symptômes que la malade met au monde un enfant vivant de 8 mois qui ne tarde pas à succomber.

Loin de s'amender après l'expulsion du fœtus, les symptômes ne font que s'aggraver et la malade expire deux jours après son accouchement.

Ces deux faits rapprochés l'un de l'autre acquièrent plus d'importance. En effet, la grossesse n'a prémuni ces malades ni contre l'invasion de la pleurésie, ni contre les progrès de la phthisie pulmonaire. En d'autres termes la fluxion dont l'utérus est le siége, a été impuissante à détourner l'action des causes génératrices d'une maladie aiguë. Aussi ces deux observations viennent-elles à l'encontre de l'assertion des auteurs qui, confiants dans la sollicitude de la nature pour la conservation du nouvel être, regardent la grossesse comme une sorte de préservatif contre l'action des causes morbifiques, ou comme une entrave à la marche des maladies préexistantes.

La grossesse n'engendre pas la phthisie, mais elle met en jeu la prédisposition existante comme aurait pu le faire tout autre changement soit physique, soit pathologique imprimé à l'économie.

Si une première grossesse peut chez la femme prédisposée développer les accidents de la phthisie, on a vu chez d'autres femmes les premiers symptômes de la maladie ne débuter qu'à une deuxième ou troisième grossesse. Telle est l'opinion d'Antoine Dubois, qui disait dans ses leçons avoir observé que si une femme menacée de phthisie se marie, elle résiste quelquefois à un premier accouchement, très-rarement au second, mais jamais au troisième.

En effet, comme l'avance Gardien dans son Traité des maladies des femmes, la fluxion qui se fait vers la poitrine à chaque grossesse nouvelle, affaiblit de plus en plus cet organe, et l'on voit ordinairement ces femmes périr quelque temps après être accouchées.

Endocardite.— Les modifications que l'endocarde peut subir sous l'influence de la grossesse ne diffèrent pas de celles que présente, sous la même influence, le muscle cardiaque. On retrouve en quelque sorte les mêmes formes, les mêmes types morbides.

Aujourd'hui, la plupart des auteurs admettent l'influence de l'état puerpéral sur la production de l'endocardite et sur la forme qu'elle revêt le plus souvent dans ce cas. M. le professeur Bouillaud, dans son Traité des maladies de cœur, cite deux observations d'endocardite puerpérale, mais sans commentaire. Ce n'est qu'en 1854 que Simpson appela d'une façon toute spéciale l'attention sur l'endocardite puerpérale. En 1856 Virchow de concert avec M. G. Rayer, fit des recherches très-curieuses sur la production de cette endocardite, et il démontra que contrairement à l'idée de Simpson qui l'attribuait à la présence de l'acide lactique dans le sang, cet acide n'était pas en quantité suffisante. Depuis, un grand nombre d'auteurs, parmi lesquels je peux citer MM. Grisolle, Hardy, Charcot, Hérard, Peter, Bucquoy, ont signalé l'influence de l'état puerpéral sur la production de l'endocardite puerpérale. « Il faut que vous sachiez bien, dit M. Bucquoy, que en dehors du rhumatisme proprement dit dans sa forme classique, c'est-à-dire en dehors du rhumatisme aigu ou subaigu, il y a d'autres affections très-voisines, quelquefois peut-être de même nature capables d'exercer sur le cœur une action fâcheuse ; ce sera par exemple, la scarlatine......

« J'y ajouterai aussi l'état puerpéral que je considère comme une cause puissante d'endocardite valvulaire. Souvent en effet, des affections du cœur, chez des femmes jeunes encore, ne reconnaissent d'autre cause que des grossesses répétées, suivies elles-mêmes d'allaitements prolongés. »

Elle présente la forme végétante ou ulcéreuse. Les végétations valvulaires résultent de l'inflammation des tissus eux-mêmes et du dépôt consécutif d'une couche fibreuse. Quant à l'ulcération, elle ne précède ou n'accompagne pas nécessairement la production des végétations.

Les altérations cardiaques amènent dans les viscères et à la périphérie, des lésions diverses. Celles que l'on rencontre dans les viscères sont des embolies, des infarctus hémorrhagiques, des foyers purulents. Ces deux dernières lésions sont plus fréquentes que la première. D'après Friedreich les embolies sont plutôt le résultat de l'endocardite chronique que de l'état aigu. Elles sont produites par le détachement et le transport lointain, soit d'une des végétations qui croissent sur les valvules, soit des masses fibrineuses qui les entourent. Lorsque les vaisseaux de l'encéphale sont atteints, dit M. Charcot, il en résulte des ramollissements tantôt rouges, tantôt blancs qui sont l'une des causes les plus fréquentes des hémiplégies chez les sujets non encore parvenus à un âge avancé.

Les altérations cardiaques que l'on rencontre à la peau sont des ecchymoses, des phlyctènes, et quelquefois des plaques gangréneuses.

Les symptômes ne diffèrent pas sensiblement de ceux que l'on observe dans l'endocardite, en dehors de l'état puerpéral. Tous les traités de pathologie les développent assez pour que je ne croie pas devoir m'y arrêter.

On trouve dans le Traité des maladies du cœur de M. Pigeaux : « Une source très-abondante de causes propres à développer l'endocardite est assurément l'altération du sang, c'est peut-être la seule qui agisse certainement ; comme elle sévit directement sur la membrane interne du cœur, peut-être même toutes les autres causes ont-elles besoin de l'intermédiaire de celle-ci pour réagir sur le cœur. Elles n'en sont qu'une ou plusieurs variétés moins connues. »

L'état puerpéral vient confirmer les idées de M. Pigeaux. Dans cet état, en effet, le sang peut contenir jusqu'à 4 et 5 pour 1000 de fibrine, tandis qu'à l'état normal il n'en contient que 3. L'augmentation de la fibrine joue donc ici un rôle très-important.

Tout en reconnaissant l'influence de l'état puerpéral, je ne nierai pas celle du rhumatisme ; car pour peu que chez une femme enceinte il y ait une prédisposition au rhumatisme, l'état puerpéral doit en favoriser la manifestation ou l'aggravation si la maladie est déjà apparue. Dans son traité des affections chroniques du cœur compliquant la grossesse, Fischel cite deux observations que je vais résumer, et qui viennent à l'appui de ce que j'avance.

OBSERVATION IV. — Dans la première, la malade qui était atteinte d'insuffisance mitrale, suite de rhumatisme, fut prise au septième mois de la grossesse d'accidents sérieux, tels que : palpitations, toux violente le jour et la nuit, accès de dyspnée allant jusqu'à l'orthopnée persistante. L'accouchement se fit bien et vite, cependant il se produisit une hémorrhagie assez forte après la délivrance. Pendant les cinq premiers jours qui suivirent l'accouchement, il y eut un mieux sensible, mais le sixième jour les symptômes d'asphyxie reparurent plus intenses que jamais. La mort survint au bout de la huitième semaine.

OBSERVATION V. — L'autre malade de Fischel présentait les signes d'une insuffisance aortique. Au deuxième mois de la grossesse, il se produisit un œdème des extrémités inférieures, une augmentation du volume du foie et de la rate et de l'albuminurie. Pendant les cinq dernières semaines survinrent des accès de dyspnée très-intenses et une impossibilité absolue de la malade de rester un seul instant dans le décubitus horizontal. L'accouchement se fit spontanément après un travail de vingt-trois heures. L'écoulement des lochies cessa au bout de trois jours. Une amélioration passagère survint après l'accouchement, mais les accidents asphyxiques ne tardèrent pas à reparaître et la malade succomba dans un accès de dyspnée.

Dans ces deux cas, l'endocardite puerpérale se rattache évidemment à un état morbide antérieur qui est le rhumatisme, et ces deux femmes qui étaient en puissance de la diathèse rhumatismale se trouvant de pius dans l'état puerpéral, offraient à l'endocardite les meilleures conditions pour son développement. On conçoit, en effet, que ces deux conditions existant, l'augmentation de la fibrine du sang doit être très-considérable.

A côté des faits que je signale et qui ont été complètement méconnus par les auteurs de traités d'obstétrique, je pourrais encore en emprunter plusieurs aux savantes leçons de clinique médicale, que M. Peter fait à l'hôpital Saint-Antoine. On y

trouve, en effet, plusieurs observations dans lesquelles la grossesse a été manifestement la cause
d'accidents chez des femmes atteintes de maladies
du cœur; mais, comme le temps me manque pour
entrer dans de plus longs détails, je renverrai le
lecteur à l'ouvrage que M. Peter vient de faire paraître.

Il est un autre ordre de lésions de l'appareil circulatoire qui reconnaît aussi pour cause l'état puerpéral;
mais je ne ferai que les signaler. Elles sont produites par une cause purement mécanique, et sont
la conséquence de la tumeur abdominale. Telles
sont les hémorrhoïdes, les oblitérations veineuses
des membres inférieurs, les varices non-seulement
superficielles, mais profondes. Ce qui prouve, en
effet, que la distension variqueuse ne se borne pas
aux veines superficielles, mais qu'elle se fait aussi
à l'intérieur, au-dessous de la bifurcation des
veines iliaques, c'est que les veines des parties génitales externes sont quelquefois dilatées au point
de transformer les lèvres en tumeurs bosselées
noirâtres, et qu'on voit même des dilatations variqueuses, non-seulement jusque dans l'intérieur du
vagin, mais aussi au niveau du mont de Vénus, où
elles forment des paquets semblables à des houpes,
qui donnent souvent lieu à des thrombus faisant
saillie au niveau des piliers du clitoris.

Cependant, si cet ordre de lésions est plutôt une
infirmité qu'une maladie, c'est néanmois une infirmité grave et qui expose à bien des accidents. C'est

ainsi qu'on a cité un grand nombre d'exemples
de rupture spontanée, où d'ouverture accidentelle
de varices qui ont occasionné la mort par hémorrhagie.

APPAREIL GÉNITO-URINAIRE.

A partir du moment où l'utérus franchit le dé-
troit supérieur, la compression que cet organe
exerce sur ceux qui sont contenus dans l'abdomen
occasionne assez souvent des troubles fonctionnels.
Les extrémités inférieures augmentent de volume
par la difficulté du retour du sang veineux, les
veines sous-cutanées se distendent et forment parfois des nodosités variqueuses. Le corps est un peu
bouffi, le visage plus coloré par suite d'une certaine
gêne de la circulation pulmonaire et cardiaque.
Ces incommodités augmentent surtout vers les derniers mois ; alors la marche devient fatigante,
l'équilibre est plus difficile à maintenir, il y a de
l'engourdissement des membres inférieurs, lassitude
générale et souvent des tiraillements dans le bas-
ventre, dans la région sacro-lombaire et du côté
des reins. Ces douleurs lombaires sont sourdes, elles
constituent plutôt une gêne, une sensation pénible
qu'une douleur véritable.

Cependant, si cette douleur lombaire peut être
rapportée à l'état de l'utérus et aux changements
qu'il entraîne généralement dans les rapports des
parties contenues dans la cavité abdominale, je pense

néanmoins, avec M. Rayer, que les douleurs lombaires, survenues pendant la grossesse, dépendent quelquefois d'affections rénales qui seraient considérées comme moins rares, si elles étaient plus souvent recherchées avec soin. En effet, elles se manifestent surtout à une époque de la grossesse où l'utérus distendu ne peut plus peser sur les filets nerveux du plexus sacro-lombaire.

Je n'ai pas besoin d'ajouter que je suis loin de penser que les douleurs lombaires ressenties pendant la grossesse tiennent toujours à cette cause, mais il est incontestable qu'elles peuvent se déclarer même chez les femmes grosses comme un symptôme de la néphrite albumineuse : aussi devra-t-on se tenir en garde et examiner souvent les urines pour savoir si elles ne contiennent pas d'albumine.

Albuninurie. — Depuis longtemps on sait que l'albuminurie peut exister pendant la grossesse indépendamment des causes diverses, alcoolisme, refroidissement, syphilis, qui chez la femme enceinte, comme chez tout autre sujet, peuvent lui donner naissance. Roberts dans la statistique qu'il a faite sur la mortalité dans la néphrite albumineuse, fait remarquer que l'on trouve 80 femmes pour 100 hommes et cela de 20 à 40 ans ; ce qui correspond à la vie utérine. Au delà de cet âge le nombre des femmes diminue, et cependant les causes habituelles de la maladie existent toujours : mais auparavant une cause nouvelle vient s'ajouter, l'influence de la grossesse. « La grossesse, dit M. Rayer, est une cause assez fréquente des maladies des voies urinaires, à la suite desquelles de l'albumine peut être déposée dans l'urine. »

Dans l'état de santé l'urine ne contient pas d'albumine. Il en est de même de la femme bien portante dans l'état puerpéral. L'albuminurie indique donc toujours un état pathologique dont elle est le symptôme; car tout trouble fonctionnel passager ou durable, suppose une altération momentanée ou prolongée dans les organes chargés d'accomplir la fonction. Mais quelle est la cause qui a amené la présence de l'albumine dans les urines? Elle est multiple, cependant on peut la rattacher soit à la superalbuminose, soit à la pression des vaisseaux du rein, soit enfin à une affection rénale.

M. Cl. Bernard, en injectant une solution de blanc d'œuf dans les veines d'un animal, voit aussitôt apparaître l'albumine dans les veines. Qu'on nourisse des animaux exclusivement avec des matières albumineuses, et aussitôt le même phénomène se produit. Ces expériences prouvent qu'un excès d'albumine dans le sang produit toujours l'albuminurie. Or, si chez une femme enceinte, on établit non pas le rapport entre les proportions relatives de l'eau et des principes organiques, mais de ces derniers entre eux, on trouve, dit M. Gubler, en règle générale, une prédominance marquée de l'albumine relativement aux globules. Suivant le même auteur, la superalbuminose sanguine relative serait donc la cause déterminante habituelle de l'albuminurie.

A côté de la superalbuminose dont je viens de parler, il faut placer l'influence de la pression sanguine sur les parois des vaisseaux, qui n'est pas moins importante dans l'étiologie de la maladie. Un auteur anglais, M. Robinson, a démontré que les causes qui déterminent une congestion des reins en empêchant, ou en gênant le cours du sang veineux, donnaient lieu à des urines albumineuses. En effet, on a souvent observé que des tumeurs du petit bassin ont occasionné des néphrites, il n'est donc pas irrationnel d'admettre que le produit de la conception peut agir comme le ferait une tumeur d'une tout autre nature.

D'ailleurs, on peut remarquer que dans les grossesses gémellaires où l'utérus prend un développement plus considérable, on remarque souvent de l'œdème plus ou moins étendu avec albuminurie, et qu'enfin elles se terminent par l'avortement ou par un accouchement prématuré.

Pour le rein, le processus est le même que pour le cœur et pour tous les autres organes : c'est comme point de départ, l'action irritative du produit de la conception, amenant, comme premier trouble, une congestion subaiguë avec albuminurie légère qui peut ne pas s'accompagner d'œdème, mais dont la marche lente peut aboutir à l'état chronique, et déterminer une véritable maladie de Bright.

Quelquefois l'albuminurie qui accompagne la

grossesse peut disparaître sans avoir déterminé aucun accident grave; alors la congestion des reins disparaît avec la cause qui l'avait produite sans laisser aucune trace. Mais il peut se faire que la lésion rénale, au lieu de se borner à une congestion subaiguë devienne plus intense; c'est alors une véritable inflammation aiguë, à évolution rapide qui détermine des accidents graves. Les symptômes varient : il existe assez souvent de l'œdème des membres inférieurs, une bouffissure du visage; on peut aussi observer de la céphalalgie et même des troubles de la vue. Enfin, il arrive un moment où l'accoucheur est placé dans la terrible alternative ou de provoquer l'avortement, ou de laisser la malade exposée à mourir au milieu des attaques de l'éclampsie. C'est à cette dernière conséquence que M. Lorain a su résister dans l'observation qui va suivre.

OBSERVATION VI.—Marie C..., couturière, entrée le 1er août 1873, salle Notre-Dame, à la Pitié.

A l'âge de 10 ans, elle eut un œdème généralisé, sans cause connue, qui guérit très-bien en quelques semaines pour ne reparaître que pendant ses grossesses. Est enceinte pour la quatrième fois. Sa première grossesse se termina par une fausse couche, sans rien présenter de particulier. A la deuxième, au huitième mois, elle eut de l'œdème des membres inférieurs qui disparut après son accouchement. Sa troisième grossesse se termina par une fausse couche à six mois; et l'œdème, qui avait reparu quelques semaines auparavant, se dissipa de nouveau en quelques jours après son accouchement.

Actuellement, elle est enceinte de six mois. Il y a trois semaines que la malade a observé que ses jambes enflaient; mais depuis l'œdème a fait des progrès considérables, car on remarque de la bouffissure des paupières et de la face. Douleurs lombaires, oppression, difficulté à monter les escaliers. Diarrhée depuis deux mois, perte d'appétit. Palpitations, prolongement du premier bruit du cœur. Trouble de la vue, vertiges. L'urine présente une quantité considérable d'albumine. Expectation.

Le 10 août. L'état de la malade ne fait qu'empirer. M. le professeur Lorrain, chargé du service, pour prévenir l'éclampsie qu'il redoute, se décide à intervenir. A onze heures du soir, la malade met au monde un garçon qui ne vit que quelques heures.

Le 11. La malade est abattue et ne présente rien de particulier.

Le 12. On est obligé de pratiquer le cathétérisme; on retire environ 300 grammes d'urine; l'albumine a diminué d'une manière considérable. La malade demande à manger.

Le 20. Plus de trace d'albumine dans les urines; on sent un empâtement dans le côté droit du ventre, l'utérus est porté de ce côté retenu par des adhérences. Diarrhée très-abondante, verdâtre; pas de vomissement.

Le 30. Diarrhée toujours très-abondante, urine plus d'un litre, sans aucune trace d'albumine.

6 septembre. Se plaint de céphalalgie; l'empâtement ne dépasse pas la ligne médiane. Sommeil agité.

Le 8. Peau froide; selles involontaires; langue sèche. Tuméfaction, inflammation à gauche, à l'angle de la mâchoire, un peu au-dessus de la parotide.

Le 9. Peau froide; deux selles involontaires. Pouls petit, intermittent. 40°,4.

Le 10. Mort.

A l'autopsie, on trouve un abcès qui remplissait toute la fosse iliaque droite, limité en haut par le foie et en dedans par les intestins adhérents. La quantité de pus qu'il contenait peut être évaluée à un litre. L'intestin n'offrait aucune ulcération.

Lors même que je n'ai pas à rechercher la cause de la mort, je ferai cependant observer qu'on ne peut pas l'attribuer à l'avortement; car il n'y a pas pu avoir de traumatisme, puisque des titillations répétées du col ont suffi pour amener les contractions utérines; mais la malade était tellement affaiblie qu'elle n'a pas pu survivre. L'albuminurie a-t-elle été la cause de l'anémie, ou plutôt en a-t-elle été le résultat? Enfin cette albuminurie a-t-elle été amenée par la compression exercée sur les vaisseaux rénaux par la collection purulente qui siégeait à droite de l'abdomen? Il est probable que cette compression a dû continuer à entretenir la lésion rénale après l'avortement, et en même temps à entretenir cette profonde anémie qui lui était consécutive.

Éclampsie. — Les choses ne se passent pas toujours aussi simplement ; en effet, lorsque le médecin n'intervient pas à propos, on voit se produire l'éclampsie par l'action combinée de la néphrite albumineuse et de la présence du fœtus dans l'utérus.

L'éclampsie est une maladie propre à la femme enceinte, en travail ou très-récemment accouchée. Elle est caractérisée par une série de contractions spasmodiques convulsives et rémittentes des muscles de la vie de relation et de ceux de la vie organique, contractions se succédant à intervalles variables, sous forme d'attaques, accompagnées quelquefois, suivies presque toujours d'une abolition plus ou moins complète des facultés sensoriales et intellectuelles.

Les auteurs allemands la définissent une épilepsie aiguë. L'accès convulsif est identique pour la forme avec l'accès épileptique. « Dans l'éclampsie comme dans l'épilepsie, dit Niemeyer, on voit également survenir, par accès isolés, des convulsions liées à une perte de connaissance. Mais ces accès ne se répètent pas, comme dans l'épilepsie, pendant des semaines et des mois, par intervalles plus ou moins longs ; mais ils se restreignent à quelques heures, à quelques jours seulement. Au bout de ce temps, la maladie se termine par la guérison, ou par la mort. »

L'éclampsie peut se montrer à toutes les périodes de la grossesse, cependant elle est plus fréquente dans les deux derniers mois. Elle débute ordinaiment avant tout phénomène de travail. Celui-ci ne se déclare que pendant le cours des attaques et en est la conséquence. Suivant M. G. Sée, dans l'encéphalopathie brightique, les phénomènes précurseurs feraient défaut dans la majorité des cas, mais cette observation ne saurait s'appliquer à l'albuminurie des femmes enceintes ; car des observateurs éminents, tels que MM. Chaussier et Velpeau pensent même que, dans les cas où l'on n'a pas mentionné de prodromes, c'est qu'ils ont passé inaperçus. Ces prodromes de durée variable consistent en une céphalalgie interne, des troubles de la vue, des vomissements, des vertiges, des tintements d'oreille et souvent en un trouble profond des facultés sensorielles et intellectuelles.

Je ne ferai pas ici un tableau détaillé de la maladie, cela sortirait de mon cadre, et d'ailleurs ce tableau a été tracé dans tous les livres d'obstétrique.

Je me contenterai de résumer en deux mots les symptômes principaux de l'éclampsie : une excitation énorme, une ataxie nerveuse générale des muscles

striés, des muscles lisses, puis une résolution complète, absolue de l'être tout entier. Ce second phénomène de l'attaque n'est qu'un épiphénomène enté
sur l'acte morbide primitif : la convulsion. L'une
est la cause et l'autre l'effet.

Depuis Hippocrate jusqu'à la moitié du xviii° siè-
cle, les auteurs regardèrent l'éclampsie comme une
maladie purement nerveuse, assimilable aux né-
vroses essentielles, épilepsie, hystérie. Pour Brous-
sais ce spasme redoutable n'était que la conséquence
immédiate d'une congestion cérébro-spinale active,
et même d'un épanchement sanguin dans l'ara-
chnoïde. En 1827, Bright décrivit les rapports qui
existent entre certaines hydropisies, la composition
des urines et des altérations particulières de la
glande rénale. En même temps Frerichs, en Alle-
magne, cherchait à expliquer les convulsions puer-
pérales par la rétention de l'urée dans le sang.
M. Rayer et, avant lui, Wilson trouvèrent cette
théorie plausible et la défendirent jusqu'au jour où
M. Cl. Bernard, venant à injecter de l'urée dans le
sang des animaux, prouva qu'elle était absolument
incapable de produire les accidents nerveux dont
nous parlons. De plus, MM. Berthelot et Wurtz ont
fait trois analyses du sang tiré pendant l'attaque
d'éclampsie, et pendant le coma qui lui succède. Or,
le sang dans ces trois cas ne contenait que 0 gr. 001 à
0 gr. 002 d'urée, proportion moyenne dans toute
phlegmasie. Une autre preuve aussi concluante
contre l'urémie, c'est que les convulsions éclampti

ques ne se montrent jamais dans les maladies qui, comme le choléra et la fièvre jaune, offrent des proportions énormes d'urée dans le sang 1,66/1000.

En 1851, M. Frerichs voulut établir que ce n'était pas l'urée en tant qu'urée qui, par sa présence dans le sang, occasionnait des accidents nerveux si remarquables ; mais bien l'urée en tant que formant, une fois mélangé au sang et en excès, du carbonate d'ammoniaque. M. Cl. Bernard soumit au contrôle de l'expérience cette nouvelle théorie, et ses résultats furent négatifs. Si le carbonate d'ammoniaque, dit cet éminent physiologiste, est injecté en petite quantité il ne produit rien. Lorsque nous l'avons injecté en quantité plus considérable dans le sang d'un chien, l'animal a poussé des cris et a été pris d'une agitation extrême qui a duré quelque temps, néanmoins il est revenu à la vie.

D'ailleurs, dans ce dernier temps on a démontré qu'en l'absence d'un fonctionnement complet du rein, il n'y avait pas seulement excès d'urée, qu'il y avait encore accumulation, au sein du liquide nourricier, de tous les autres principes constituant l'urine. Aussi, d'après M. Gubler, ce serait dans la dénutrition des tissus nerveux, dans l'anémie encéphalique, dans l'œdème de la substance cérébrale, dans les collections séreuses de l'encéphale ou de la moelle qu'on doit voir la cause probable de l'éclampsie.

Il est d'observation que les convulsions semblent activer le travail. « La marche du travail, dit Baudelocque, dans la plupart des cas d'éclampsie semble plus rapide que dans les cas ordinaires, puisque souvent on a trouvé l'enfant entre les jambes de la mère, quoiqu'un instant auparavant l'on n'eût remarqué aucune disposition à l'accouchement. » Cette activité paraît due à l'affaiblissement des résistances normales du périnée qui participe, après l'accès, à la résolution générale du système musculaire de la vie animale.

L'éclampsie est une de ces maladies qui n'épargnent que très-rarement leurs victimes. Tous les accoucheurs insistent sur la gravité de cette maladie, Mauriceau cite 42 cas d'éclampsie; sur ce nombre il a eu 21 morts. Velpeau dit qu'il meurt le tiers des femmes; Cazeaux a perdu seulement le quart des malades. Mais si cette maladie est grave pour la mère, elle présente de plus graves dangers encore pour l'enfant. La mortalité en est plus grande que celle des femmes. Le plus souvent la mort est antérieure à la naissance, par le trouble de la circulation interne due aux attaques nerveuses. C'est ce que j'ai pu voir dans l'observation suivante.

OBSERVATION VII. — Virginie N..., 20 ans, découpeuse d'images, entre le 29 février 1872, à la Pitié.

Pas de maladie antérieure.

Enceinte de 7 mois, primipare. Bien portante pendant le cours de sa grossesse, sauf au début un peu de céphalalgie qui prit un caractère de violence assez intense pendant le dernier mois. Le 28 février elle alla à son travail comme d'habitude. Le soir, elle ut vivement impressionnée des reproches que sa mère lui fit sur son état de grossesse. Le 29 au matin se plaignit de maux de tête et d'un malaise général qui la contraignirent à garder la chambre.

Dans la soirée, douleurs lombaires et coliques violentes. Alors elle songe à rentrer à l'hôpital.

A son entrée vers les dix heures, elle fut examinée par l'interne de garde qui ne trouva rien d'inquiétant. Vers les onze heures, elle eut une première crise suivie de sept à huit autres, à la suite desquelles elles tomba dans un assoupissement profond.

Le matin 1er mars, à la visite, la malade était cyanosée ; œdème des membres inférieurs. Etat comateux très-prononcé. Dans l'espace d'une heure, elle eut successivement trois crises présentant trois phases bien distinctes : La première consistant en une contraction tonique de tous les membres, pas de cris au début de l'attaque ; la deuxième consistant en spasmes cloniques avec écume sanglante à la bouche, cyanose croissante de la face, puis tout rentrait dans le repos. Les muscles étant relâchés, la cyanose diminuait après quelques inspirations fortes et précipitées. La malade paraissait plongée dans un sommeil profond avec respiration lente et stertoreuse. Pendant ce temps elle était insensible à une excitation vive.

Pouls 140, albumine en quantité considérable dans les urines On lui pratiqua une saignée d'environ 700 grammes.

Potion au chloral, 4 grammes à administrer de dix minutes en dix minutes. De plus, de demi-heure en demi-heure on aidait la dilatation du col par l'introduction du doigt.

De midi à trois heures, cinq nouvelles crises. Vers les trois heures et demie, l'engagement de la tête commence et à quatre heures le travail était terminé. Dans cette espace de temps, elle a eu trois crises ; dans l'intervalle elle faisait des efforts considérables d'expulsion et poussait de temps à autre des gémissements étouffés qui laissaient croire qu'elle éprouvait de la douleur.

L'enfant était mort. Délivrance facile. L'utérus revient bien sur lui-même.

Pouls 80. Nouvelle saignée de 300 grammes environ. Trois crises pendant la nuit.

Le 2 mars. Coma persistant, il n'y avait pas eu de retour à l'intelligence. Peau fraîche, respiration normale. Quantité d'albumine moins considérable.— Même traitement.

Pas de crise dans la journée. Le soir quand on l'appelle, elle ouvre les yeux pour les refermer aussitôt. Ventre souple, non douloureux.

Le 4, la malade répond aux questions qu'on lui adresse, mais il y a encore de l'hébétude, ne se rappelle pas ce qui s'est passé, se croit encore enceinte.

Ventre souple, seins durs, tuméfiés, plus trace d'albumine dans les urines.

: On lui ordonne des toniques.

Le 20. Guérison complète, la malade sort de l'hôpital.

Il résulte donc de cette observation, ainsi que des nombreuses observations citées par les auteurs, que l'on observe très-souvent la mort de l'enfant ; cependant il n'est pas rare d'observer aussi celle de la mère et quelquefois des deux à la fois. Dans les cas au-contraire où ces fâcheuses conséquences n'ont pas lieu; la néphrite albumineuse guérit ordinairement avec une grande rapidité comme dans l'observation précédente. Telle est même parfois la rapidité de la guérison que, dans un cas cité par Rayer, le lendemain de l'accouchement et les deux jours qui suivirent il s'établit un flux d'urine abondant. Le quatrième jour l'hydropisie avait totalement disparu et si brusquement que la peau n'ayant pas eu le temps de revenir sur elle-même, était comme flottante autour des jambes.

De plus, cette observation vient encore donner raison aux auteurs qui conseillent l'avortement dans les cas de néphrite albumineuse ; en effet, il est très-peu d'exemples où l'on ait pu voir cette maladie ne pas amener ou un avortement ou un accouchement prématuré ou une attaque d'éclampsie, à moins qu'elle ne survienne à une époque avancée de la grossesse et d'une manière très-légère. En effet, les observations cliniques, aussi bien que les expé-

riences des physiologistes, ont appris depuis longtemps qu'un état asphyxique suffisamment intense
ou prolongé, provoque, chez une femelle gravide,
les contractions expultrices de la matrice, en même
temps que celles du rectum et de la vessie. Ce fait
qu'on explique par l'excitation directe du tissu
musculaire utérin par le sang veineux, est probablement aussi produit par l'intermédiaire du système nerveux, troublé lui-même dans ses fonctions
excito-motrices par le contact de ce même sang veineux.

De la vaginite puerpérale. — Lorsquo chez une
femme enceinte atteinte de leucorrhée vaginale, et
le nombre en est considérable, on déploie le vagin
à l'aide du spéculum, on découvre sur la muqueuse
du vagin, au voisinage du col et quelquefois sur le
col lui-même, un nombre plus ou moins considérable de granulations disséminées ou confluentes,
ayant rarement plus de 1 à 2 millimètres de dia-
mètre.

Les auteurs ont admis deux espèces de vaginite :
la vaginite aiguë et la vaginite chronique.

La vaginite aiguë est ordinairement le résultat
d'un coït infectant.

La vaginite chronique succède généralement à
une inflammation aiguë du vagin. L'époque menstruelle, en produisant chaque fois une nouvelle
excitation sur le vagin, renouvelle souvent l'écoulement au moment où il paraît enrayé. C'est ce

qu'on observe souvent chez les femmes de Saint-Lazare. Sous l'influence menstruelle elles voient survenir un écoulement abondant, jaune ou verdâtre, sans qu'elles accusent la moindre douleur. Les écoulements anciens ne sont pas en général contagieux et s'ils le deviennent dans certaines conditions, c'est principalement aux approches des règles, ou après qu'elles ont cessé de paraître.

Une variété de la vaginite chronique a été décrite par M. Deville, c'est la vaginite granuleuse si commune pendant la grossesse et qui fait l'objet de cette étude.

Des hypothèses contradictoires ont été émises concernant le siége de ces granulations. Les uns, avec Deville, pensent que les petites proéminences de la muqueuse vaginale ne sont dues qu'à l'hyperémie et au gonflement des papilles du derme; les autres, avec Becquerel, considèrent les granulations comme une hypertrophie inflammatoire des follicules muqueux. Courty qui a examiné au microscope un débris de muqueuse, excisée sur une femme affectée de vaginite granuleuse, déclare n'y avoir trouvé trace de follicules, ni de glandes. Quelque opinion que l'on adopte à cet égard, on peut dire que les granulations des femmes enceintes sont habituellement indolentes et occupent soit une partie limitée du vagin, soit la totalité de ce conduit, depuis les caroncules myrtiformes jusqu'au col utén, qui est presque toujours simultanément envahi. Ce sont de petites saillies arrondies ou allongées,

généralement assez approchées et qui occupent
principalement le sommet des replis du vagin.

Quant à leur nature, je me contenterai de constater qu'il y a dans la vaginite granuleuse un élément
inflammatoire, sans m'occuper s'il y a ou s'il n'y a
pas quelque chose de plus. La rougeur constante,
parfois même assez intense, surtout la sécrétion
purulente, signe caractéristique d'un des états pathologiques qui appartiennent à l'inflammation ou
qui lui succèdent, ne laisse pas le moindre doute à
ce sujet.

L'étude de la cause a conduit les auteurs à des
conclusions diverses. Les uns l'ont considérée
comme le résultat d'un coït infectant, d'autres
comme la conséquence des flueurs blanches,
d'autres enfin, à l'opinion desquels je me range
complètement, lui ont assigné la grossesse comme
cause prédisposante. Le nombre considérable de
femmes enceintes affectées de vaginite granuleuse,
fait rejeter *a priori* l'idée du coït infectant. La
préexistence des flueurs blanches ne prouve rien
non plus, car dans les villes, où presque toutes les
femmes en sont affectées, on ne remarque que rarement la vaginite granuleuse en dehors de l'état
de grossesse.

La vaginite granuleuse des femmes grosses es
une maladie lente, chronique de sa nature. L'écou-
.ement est tantôt blanc, épais, crémeux ; tantôt jaunâtre ou verdâtre, toujours assez abondant. On
l'observe surtout dans les derniers mois de la gros-

sesse. Dans aucun cas elle n'a produit une influence fâcheuse.

Si, par hasard, on peut la rencontrer chez des femmes non enceintes, la grossesse n'en reste pas moins la cause prédisposante la plus active de la vaginite granuleuse, et c'est chez elles qu'elle se manifeste au plus haut degré, et avec le plus d'intensité.

Quant à la contagion de l'écoulement, je la nie formellement, lors même que toutes les femmes enceintes que j'ai vu examiner par M. Lorain nous ont présenté, non-seulement de la vaginite, mais même de l'uréthrite... S'il en était autrement, il faudrait inscrire le mariage dans l'étiologie de la blennorrhagie. D'ailleurs, si on s'en rapporte à l'opinion des praticiens qui ont étudié le plus attentivement cette question : Deville, Ricord, Churchill, Courty, on sera autorisé à penser que la vaginite granuleuse dépend plus souvent, chez les femmes enceintes, d'une disposition hypertrophique spéciale des papilles ou des follicules déterminée par la grossesse, qu'elle ne se rattache à un coït suspect et ne résulte de la contagion. Cette maladie, qui dure tout le temps de la grossesse, quel que soit le traitement qu'on lui oppose, disparaît après l'accouchement.

Avant de terminer cette étude de la vaginite granuleuse, il est un fait important sur lequel je veux appeler l'attention; c'est la coïncidence des végétations avec la vaginite granuleuse. M. Lorain nous l'a fait observer très-souvent, et les observations qui vont suivre en sont un exemple frappant.

Végétations. — Aux parties génitales externes, vers la fourchette, au périnée, autour de l'anus des femmes enceintes, on voit quelquefois se développer des excroissances ou choux-fleurs qui ont tout à fait la forme d'excroissances syphilitiques, Si, souvent, celles qu'on y rencontre sont de cette nature, il en est aussi qu'on ne peut attribuer au virus syphilitique, et aujourd'hui on a la conviction qu'il peut s'en développer sous l'influence des modifications produites par la grossesse.

Qui ne voit combien il importe, pour la responsabilité du médecin dans ses rapports avec la famille, que cette étiologie soit bien constatée. Bien peu d'auteurs jusqu'ici ont traité ce sujet.

La plupart des auteurs ont reconnu aux végétations en général deux origines distinctes. Les unes sont primitives, c'est-à-dire le résultat d'une irritation sur la muqueuse, produite par la malpropreté ou par la sécrétion d'une matière irritante, âcre, qui appelle sur les parties génitales le développement de végétations. En effet, on voit assez souvent chez des jeunes filles de 8 à 14 ans des végétations, sans que ces enfants présentent aucun signe du virus syphilitique ; d'autres fois on observe des femmes qu'on ne peut nullement suspecter qui, à la suite d'une maladie de l'utérus, s'accompagnant d'écoulement abondant, doué probablement d'une certaine âcreté, présentent aux parties génitales des végétations.

Il en est d'autres, et c'est le cas le plus commun, qui sont consécutives et la suite évidente de maladies syphilitiques plus ou moins anciennes; car elles coexistent en même temps que d'autres accidents de syphilis constitutionnelle.

A laquelle de ces deux origines faut-il généralement rapporter les végétations des femmes enceintes? A la première sans contredit. En effet, la muqueuse vaginale, sous l'influence de la grossesse, subit des modifications qui font passer, par le fait d'une congestion considérable, cette muqueuse ramollie du rose pâle à une couleur violette foncée, surtout à sa partie antérieure où il n'est pas rare de voir percer à travers son tissu de grosses veines bleues. De plus, les follicules du vagin s'hypertrophient et font saillie sur la muqueuse. L'exagération de cet état sympathique de la gestation produit la vaginite granuleuse. Si la gêne de la circulation produit si souvent un état granuleux du vagin, ne peut-être pas aussi produire des végétations qui s'y développent, qui repullulent tant que la grossesse dure et qui guérissent souvent spontanément lorsque l'accouchement a eu lieu?

Ainsi, chez un certain nombre de femmes grosses, les végétations se développent, par suite des obstacles apportés à la circulation ; chez d'autres elles reconnaissent une autre cause. On observe souvent

chez les femmes enceintes un écoulement, tantôt
blanc laiteux, tantôt jaune ou jaune verdâtre. Cet
écoulement n'est souvent la cause d'aucune affection ; mais, dans quelque cas, il produit un érythème,
du prurit ; et, dans d'autres, il devient la cause des
végétations. En effet, il n'est pas rare d'observer des
végétations chez des femmes qui n'ont jamais eu
d'affections syphilitiques, mais qui, depuis un temps
plus ou moins long, sont affectées de catarrhe utérin.
Dans ce cas, on ne saurait rapporter la présence des
végétations à d'autres causes qu'à l'irritation produite par la sécrétion morbide sur les parties génitales. Or, si les produits d'une inflammation utérine
peuvent par le seul fait du contact faire naître des
végétations, *a fortiori* un écoulement déterminera
cette évolution chez une femme enceinte déjà prédisposée par la gestation à la congestion de la muqueuse des organes génitaux.

Je vais ici rapporter deux observations dans lesquelles on verra que la grossesse a été la seule
cause du développement des végétations.

OBSERVATION VIII. — Marie A..., 19 ans, domestique, entrée le
10 novembre 1873, salle Notre-Dame, à la Pitié, dans le service
de M. le professeur Lorain.

Enceinte de 7 mois, primipare. Aucune maladie vénérienne antérieure. Au second mois de sa grossesse, elle a remarqué une
diminution de l'ouïe précédée de bourdonnements d'oreille très-
intenses.

Bien réglée avant sa grossesse, n'avait pas de pertes blanches.
Lorsque la grossesse est arrivée, elle a observé l'apparition d'un
écoulement blanc laiteux qui, au bout de quelque temps, est
devenu jaunâtre, tachant le linge.

Depuis deux mois démangeaisons au niveau des parties génitales externes et apparition des végétations. Ces végétations ont pris un caractère d'intensité telle que, incapable de continuer son travail, elle demande à entrer à l'hôpital.

A l'examen des parties génitales externes, on y aperçoit sur un fond rouge lie de vin, qui s'observe chez toutes les femmes enceintes, des végétations qui s'étendent sur toute la hauteur des grandes lèvres, gagnent la fourchette et l'orifice anal.

Si l'on entr'ouvre le vestibule, des végétations petites, blanches, en forme de crête de coq, s'aperçoivent en nombre considérable, on en remarque même plusieurs autour de l'urèthre, ainsi que sur les petites lèvres dans le sillon qui sépare les nymphes de la vulve.

Si l'on introduit le doigt dans le vagin et qu'on presse sur l'urèthre, on y voit sourdre une goutellette d'un pus blanc jaunâtre semblable à celui qui coule du vagin.

Au spéculum le vagin présente des sillons symétriques très-profonds, et au-dessus une hypertrophie des glandes vaginales semblables à celles de la vaginite ordinaire. Le col de l'utérus est gros, mou, vasculaire et violacé.

OBSERVATION IX. — Augustine B..., 23 ans, domestique, entrée le 1ᵉʳ décembre 1873, salle Notre-Dame, dans le service de M. le professeur Lorain.

Enceinte de 6 mois, primipare. Aucune maladie vénérienne antérieure. Réglée à 9 ans, bien réglée depuis. Habite les environs de Paris depuis trois ans, travaille dans une filature. Santé habituellement bonne, pas de pertes blanches.

Au mois d'avril dernier, elle remarqua tout à coup que son linge était taché, elle en fit part à ses voisines qui lui dirent qu'elle était enceinte ; mais la persistance de ses règles lui fit rejeter cette idée.

Au mois de mai, elle fut prise successivement d'étourdissements, de nausées et de quintes de toux, à la suite desquelles elle eut plusieurs hémoptysies assez abondantes qui l'obligèrent à s'aliter, Cet état dura jusqu'à la fin du mois de juillet, malgré le traitement par la tisane sulfurique et la potion au perchlorure de fer.

Au mois de septembre, elle vit ses règles pour la dernière fois, et quelque temps après elle sentit remuer.

Depuis la suppression des règles, sa leucorrhée devint bien

plus intense, et en même temps des végétations apparurent. Des douleurs épigastriques et lombaires, de la difficulté de la marche la forcent à quitter son emploi. Elle entre à l'hôpital.

A l'auscultation, expiration prolongée à gauche, craquements au sommet droit.

Le mont de Vénus, les grandes lèvres et la partie interne des cuisses présentent des varices qui deviennent énormes, si on fait marcher la malade.

Les parties génitales externes sont le siége d'un érythème très-intense, et sont couvertes d'un nombre prodigieux de végétations.

Au speculum le vagin présente des sillons très-profonds avec hypertrophie des glandes vaginales. Ecoulement jaunâtre très-abondant et très-fétide.

En rapportant ces deux observations, j'ai eu pour but de faire voir que les végétations des femmes enceintes étaient à tort réputées syphilitiques. Elles surviennent par le seul fait de la gestation. C'est un accident purement local de la grossesse et qui est d'une curation souvent difficile avant l'accouchement. Aussi le mieux c'est de ne pas y toucher. Tel est l'avis de Cullerier. « Une femme, dit-il, dont le mari est sain aperçoit des choux-fleurs, des fraises aux parties sexuelles après quelques mois de grossesse, elle est inquiète, elle consulte. Heureux si elle s'adresse à un médecin instruit par l'expérience des autres ou par la sienne ! Il saura que la pression qu'exerce la tête de l'enfant peut faire végéter le système vasculaire, comme elle fait dilater les veines, surtout quand ces parties sont abreuvées de mucosités. Il faut, dans ce cas, avoir la prudence de temporiser. Combien de fois j'ai rappelé le calme chez des femmes, j'ai dissipé des nuages de soupçon, des alarmes chez des maris ! Mes confrères Ané, Baudelocque, Gilbert, etc., en ont été souvent les témoins. Quels désagréments, quels dangers n'y aurait-il pas de fatiguer une femme grosse par un traitement inutile, et de tourmenter un mari par des craintes chimériques ! En effet, quelques jours après l'accouchement, on cherche en vain les traces de ces végétations, elles ont cessé avec la cause qui les avait produites et bien rarement elles reparaissent à une seconde grossesse. »

Pour les médecins qui considèrent ces tumeurs comme des manifestations syphilitiques, le pronostic est fort grave, c'est un symptôme qui prend place dans les accidents primitifs et secondaires de la syphilis, qui ne cède qu'à un traitement mercuriel administré à l'intérieur, combiné avec l'application de topiques. Ce traitement, tout à fait inutile, est-il innocent? L'observation suivante, qui m'a été communiquée par mon excellent maître, M. le professeur Lorain, viendrait prouver le contraire.

OBSERVATION X. — Mme X..., à la suite de son mariage vint habiter Paris. Devenue enceinte, elle préféra faire ses couches dans sa famille. Tourmentée par des végétations qui lui rendaient la marche difficile et douloureuse, elle alla consulter. L'idée que cette dame habitait Paris et la vue de ces végétations devaient fatalement éveiller l'idée de la syphilis chez le docteur, c'est ce qui eut lieu. Elle fut donc soumise à un traitement hydrargyrique, et avec tant de persistance qu'il en résulta de la salivation. Quelque temps après, cette dame mettait au monde un enfant qui mourut au bout de quelques jours, et les végétations qui s'étaient montrées rebelles au traitement interne et externe ne tardèrent pas à disparaître. Depuis cette époque la santé de cette dame est toujours restée débilitante.

Dès lors, il faut donc conclure que tout traitement devient, dans ces circonstances, sinon dangereux, du moins inutile, et que, par là même que les végétations sont un accident purement local de la grossesse, elles doivent disparaître spontanément après la délivrance : *Sublata causa, tollitur effectus.*

Je crois devoir ajouter, à la suite de cet article sur les végétations, une observation très-curieuse que j'ai eu l'occasion de recueillir.

Observation XI. — M. R. B..., âgé de 24 ans, ayant eu l'occasion de faire la connaissance d'une jeune personne de 20 ans, commença à vivre maritalement avec elle au commencement de l'année 1870. Ce jeune homme avait eu une atteinte de rhumatisme articulaire aigu dans son enfance. A part cela, aucune maladie antérieure ni du côté du jeune homme ni du côté de la jeune personne. Quelques mois après leur union, la jeune personne devint enceinte. Alors sous l'influence de la grossesse elle fut prise d'un écoulement blanc, très-abondant, à la suite duquel apparurent des végétations; ce qui n'empêcha pas des rapports sexuels journaliers, jusqu'au moment où le jeune homme remarqua l'apparition sur le gland et sur la verge d'excroissances en choux-fleurs. Il ne crut pas devoir consulter personne et eut recours à la cautérisation avec le nitrate d'argent. Sous l'influence de ce traitement, ou peut-être, grâce au renouvellement du coït, ces excroissances prenaient un développement inquiétant; lorsque, obligé de quitter Paris pour aller rejoindre son régiment, il cessa tout à coup et son traitement et ses rapports sexuels. Alors il fut tout surpris de voir disparaître spontanément ses excroissances en quelques jours.

Comme cette observation me conduisait à cette conclusion, à savoir: que les végétations de la grossesse sont contagieuses, je crus devoir consulter

les auteurs pour savoir si, par hasard, un fait semblable n'aurait pas été observé. Mes recherches
n'ayant pas abouti, j'étais sur le point de considérer
mon observation comme non avenue, lorsque M. le
professeur Lorain, à qui je l'ai communiquée, m'a
dit avoir eu l'occasion d'être consulté dans un cas
analogue, par une personne chez laquelle on ne
pouvait invoquer aucune maladie syphilitique.

Y a-t-il une constitution personnelle qui soit favorable à la production de ces manifestations?
Peut-être; mais comme il ne m'est pas permis de
tirer des conclusions d'un fait unique, je me con-
tente de le faire connaître sans me prononcer.

Si maintenant on me demande de quelle utilité
peut être un semblable travail, entrepris uniforme-
ment au point de vue général, je rappellerai que
si en pathologie l'étude des détails symptomatiques
a son importance, il y a cependant quelque chose
qui prime cette considération : c'est l'étude raisonnée
et approfondie de la nature des symptômes. « Ré-
duire la médecine à la considération des expressions
ou épisodes morbides, a dit Marchal de Calvi, c'est
la restreindre aux effets de la malade en suppri-
mant la maladie, c'est le fleuve moins la source,
l'exclusion du tout par la partie, l'annulation du
général par le particulier, du principal par le se-
condaire, car les lésions sont secondaires, si im-

portantes qu'elles soient, considérées en elles-
mêmes. »

Ainsi, pour rentrer dans mon sujet, je suis con-
vaincu que si bien souvent on essaie, mais en vain,
de faire disparaître certains troubles morbides qui
atteignent les femmes enceintes, c'est bien moins
assurément parce qu'on ne tient pas compte des
détails symptomatiques, des expressions morbides,
que parce qu'on oublie un peu trop leur nature,
leur origine, leur pathogénie en un mot.